i t a l i a n a

NELLA STESSA COLLANA

Ermanno Rea
La comunista

Rosa Matteucci
Le donne perdonano tutto tranne il silenzio

Simona Baldelli
Evelina e le fate

Marco Archetti
Sette diavoli

IN USCITA

Laura Pariani
Il piatto dell'angelo

Domitilla Melloni
Forte e sottile è il mio canto

Valerio Evangelisti

Day Hospital

GIUNTI

Day Hospital
di Valerio Evangelisti
«Italiana» Giunti

Pubblicato in accordo con Grandi & Associati, Milano

http://narrativa.giunti.it

Via Bolognese 165 – 50139 Firenze – Italia
Via Borgogna 5 – 20122 Milano – Italia
Prima edizione: aprile 2013

Ristampa	Anno
6 5 4 3 2 1 0	2017 2016 2015 2014 2013

Parte prima

Day Hospital

Premessa

Il testo che segue non è di fantasia. L'ho composto mettendo assieme corrispondenze scambiate con la mailing list dei miei lettori e con singoli amici e conoscenti, dal 2010 al 2012. Lo intervallo con brani, in corsivo, in cui propongo mie brevi riflessioni o frammenti di scritti altrui. Le date non seguono la cronologia della malattia: sono quelle in cui ho composto il testo. A volte a ridosso degli eventi, altre volte tempo dopo.

Non credo che l'esperienza del cancro vada nascosta. Non penso nemmeno che si presti a diventare un sottogenere letterario. Personalmente l'ho vissuta con una certa serenità, per via di un certo modo di affrontare la vita, ed eventualmente la morte. Non si troveranno, dunque, riflessioni particolarmente profonde, né consigli per chi dovesse affrontare la stessa esperienza. Dipende dal carattere di ciascuno.

Preciso che non mi riconosco in nessuna religio-

*ne organizzata. Non sono neanche ateo, però. Mi definirei neoplatonico. Credo nell'*anima mundi *e in molte considerazioni di Plotino. Forse è questo che mi ha consentito – assieme a una forma tumorale che non comporta dolore – di trasformare un'esperienza drammatica in un'esperienza insolita.*

La notizia della mia malattia la divulgai facendola precedere da queste righe, che penso utile riportare:

Anzitutto prego vivamente chi leggerà quanto segue di non mandarmi in privato messaggi di augurio, di solidarietà, di conforto e simili. Pur apprezzando il gesto, detesto essere compatito, sia pure in forma indiretta. Sono uno che ama cavarsela da solo e non chiede l'appoggio di nessuno. Come le belve ferite amo ritirarmi, se malato, nella mia grotta in perfetta solitudine e uscirne solo una volta recuperata la forma. Non a caso, in Nicolas Eymerich, inquisitore *avevo attribuito a Eymerich lo stesso comportamento, durante la peste.*

Ciò che sto per narrare è noto a molti di voi, ma non a tutti (anche se alcuni avevano intuito, da miei accenni, che qualcosa non andava). Ecco la storia completa.

7 marzo 2010

Verso la fine di maggio del 2009 andai dal mio dentista, il dottor Michele Cassetta, per la solita visita di rito. Lui notò un lieve gonfiore in una gengiva, che lo insospettì. Mi mandò da un luminare dell'odontoiatria, che non notò nulla di anomalo. Il mio dentista non si convinse e mi indirizzò al professor Marchetti, che dirige la Clinica odontoiatrica universitaria. In ottobre questi mi fece praticare una biopsia. In novembre partii per il Messico, senza sapere ancora il risultato.

Lo seppi la mattina dopo il mio ritorno. La biopsia aveva rivelato un «linfoma non Hodgkin di tipo B a grandi cellule aggressivo»: una forma di cancro del sistema linfatico.

Ero tornato, proveniente da Città del Messico via Madrid, verso le due del mattino. Alle otto ero già alla clinica, su una seggiolina, ad aspettare il mio turno. Era presente anche il dottor Cassetta.

Non dovetti attendere a lungo. Il professor Marchetti sedette di fronte a me, attorniato da alcuni allievi. Sulle prime tergiversò, mi fece domande sulla mia professione, sui miei viaggi. Scherzò anche un poco. Non capivo bene il motivo di quel divagare. Infine arrivò la rivelazione, seguita da frasi rassicuranti. Di certo il professore, che ha un'aria umana (come del resto il mio dentista), voleva indorare la pillola. Non reagii minimamente, ero stanco per il viaggio. Presi atto della diagnosi, salutai e uscii. Era una mattinata cupa e piovosa, di quelle che odio. Tornato a casa, mi gettai sul letto e dormii profondamente per un paio d'ore.

Da quel momento cominciarono gli esami: TAC, PET, prelievo di midollo osseo (l'unico esame veramente doloroso, anche se di pochi istanti), svariate analisi del sangue, ecc.

La diagnosi fu confermata. Entrai come paziente nel Day Hospital dell'ospedale Sant'Orsola di Bologna, a dieci minuti a piedi da casa mia. Una struttura estremamente efficiente e, almeno per quanto riguarda il mio reparto (Ematologia), quasi fantascientifica. Lì decisero la «stadiazione» del linfoma e la chemioterapia adeguata.

La rivelazione non mi ha spaventato. Il mio stato d'animo non è facile da definire. È come se non ci credessi per davvero. Esame dopo esame, mi convinco che alla fine stabiliranno che non ho nulla. Che mi importa di una gengiva gonfia? Comincio a raccogliere notizie su Internet. Mi rendo conto che chi ha un linfoma è impaurito. Molto.

Mantenni la calma. Il romanzo che stavo scrivendo, *Rex Tremendae Maiestatis* – capitolo decimo e conclusivo della saga di Eymerich –, mi permetteva di evadere, all'occorrenza, in altri mondi. Decisi di fare morire il mio eroe al termine del libro. Così, se fossi morto io, non avrei lasciato il ciclo incompleto.

Il resto delle mie inquietudini non era di natura intellettuale. Più del linfoma, era il gonfiore permanente del piede destro a preoccuparmi.

La malattia è solo agli inizi, e non ha colpito altri organi o linfonodi che la gengiva. TAC e PET *hanno rivelato, per esempio, che i polmoni sono intatti – e che dunque il fatto che io sia un forte fumatore ormai quarantennale non mi ha provocato danni, per ora. Del linfoma non Hodgkin non si sanno le cause, ma di solito viene attribuito a una vita disordinata (è appunto il mio caso, per quanto riguarda sonno e alimentazione).*

Come se ciò non bastasse, poco prima di Natale sono caduto due volte sul ghiaccio, dopo fortissime nevicate. Mi si è gonfiato spaventosamente il piede destro, e non riesco a camminare senza dolore. Il gonfiore non accenna a sparire. Eppure devo andare necessariamente in ospedale. Per fortuna non è lontano da casa, ma più di una volta sono dovuto tornare in taxi.

Malgrado ciò, e malgrado le Feste trascorse a zoppicare per casa, non mi sono mai sentito depresso. Non è nel mio carattere.

La TAC *è un esame facile da sopportare, se non si soffre di claustrofobia (ti chiudono in un tubo che può somigliare a una bara in stile moderno). La* PET *è meno gradevole, perché devi entrare in una bara analoga con le braccia alzate all'indietro e rimanere in quella posizione, perfettamente immobile, per una quarantina di minuti. Dopo qualche minuto non ne puoi più. Per fortuna, durante la* PET *mi sono addormentato e ho retto la prova. Il medico ha detto che ronfavo anche un poco.*

All'uscita zoppicavo, come mi accade spesso per il piede gonfio. La postura della PET (vissuta per la prima e ultima volta: in seguito non mi obbligarono ad alzare le braccia) aveva aggravato le cose. Un signore, nella sala d'aspetto in cui dovevo attendere il permesso di andare, mi offrì la sua sedia. Ringraziai e risposi di no. Cavolo, appartengo a una generazione turbolenta, ne ho affrontate di tutti i colori. Sarebbe un piede gonfio a piegarmi?

Alla fermata dei taxi una coppia, uscita da una clinica, cercò di soffiarmi il posto. Non reclamai, ma avanzai zoppicando. Il taxista scese dall'auto e mi aiutò a salire.

Era febbraio. Tutto attorno, a causa di nevicate intense, c'era solo ghiaccio. La gente cadeva di continuo, anche nel centro di Bologna, la prima area a essere sgomberata dalla neve.

4 marzo 2010

Ho cominciato la chemioterapia, secondo un protocollo chiamato R-CHOP 21 *(21 perché l'intervallo tra un ciclo e l'altro è di tre settimane).*

Si articola su due sedute. Nella prima, più lunga, vengono iniettati gli «anticorpi monoclonali», che individuano le cellule malate. Il secondo giorno è quello della chemioterapia vera e propria, che segue le tracce degli anticorpi e risparmia le cellule sane.

Mi sono sottoposto al trattamento circa quindici giorni fa e non è accaduto assolutamente nulla. Non ho avuto nausea, disappetenza, febbre, debolezza: tutto ciò che viene associato alla chemioterapia (e di cui hanno sofferto lo scrittore di fantascienza Vittorio Curtoni e una coppia di miei amici, Franz e Marina, colpiti in simultanea da tumori solidi). Sono stato più che bene. Vedremo col secondo ciclo, imminente. Il gonfiore alla gengiva è sparito in tre giorni.

Ad altri pazienti, una minoranza, non è andata altrettanto bene. Dal mio stanzino, con l'ago infilato nel braccio e un grosso flacone gorgogliante appeso sopra di me, riesco a udire gente che lamenta nausea, o che chiede di essere trasportata in bagno con urgenza. I più parlano tranquillamente di faccende domestiche con i familiari e con gli infermieri. Qualcuno impreca contro Berlusconi, uno lo elogia.

Va detto che, di mia iniziativa, assunsi fin dall'inizio prodotti erboristici ritenuti coadiuvanti: *aloe arborescens* (ordinato online in Veneto ma prodotto in Sicilia) e altri. Non so quanto contassero. Sta di fatto che la chemioterapia non ebbe, sulle prime, nessuna ricaduta sgradevole.

Ma cos'è un linfoma? Lo spiega, sul web, il dottor Mario Lazzarini: «Il linfoma è un tumore del sistema linfatico, cioè di quel complesso di strutture dell'organismo che costituisce il sistema immunitario, cioè il sistema di difesa contro gli agenti estranei come virus o batteri... Le principali strutture del sistema linfatico sono: i linfonodi (detti anche ghiandole linfatiche o linfoghiandole), la milza, il midollo osseo. Il linfoma può svilupparsi in ognuno di questi organi... I linfonodi sono normalmente di piccole dimensioni (pochi millimetri) e quindi sono difficilmente palpabili, ma possono aumentare rapidamente di volume se impegnati nella risposta a un agente infettivo (per esempio ingrandimento dei linfonodi latero-cervicali in risposta a un'infezione faringea). In tal caso possono anche diventare dolenti, ma ritornano al volume normale in poche settimane una volta superata l'infezione. I linfonodi, prima barriera contro gli agenti estranei, sono collegati dai vasi linfatici e sono distribuiti in tutto il corpo. Essi si raccolgono però preferenzialmente in alcune aree che sono quindi quelle in cui più frequentemente insorgono i linfomi, cioè i tumori del sistema linfatico».

Venerdì scorso ho avuto il primo esame del sangue di controllo, e sono stato visitato da uno dei medici più noti del Day Hospital, il dottor Lemoli. Ha riscontrato un calo di numero dei globuli bianchi, inevitabile sotto la chemio. Sono quindi esposto, a causa dell'indebolimento del sistema immunitario, alle malattie contagiose tipiche dei periodi freddi. Reagisco standomene in casa, a leggere, scrivere e dormire davanti alla tv. Per alcuni mesi non potrò fare viaggi lunghi (in aprile dovrò rinunciare a tornare a Puerto Escondido), ma pazienza. Poteva andarmi peggio. Le mie probabilità di guarigione sono valutate attorno al settanta per cento.

Mercanteggiai con un medico, il dottor Stefoni: «Settanta per cento? Non si potrebbe fare di più?».

Si mise a ridere: «No, ma stia tranquillo».

In effetti ero tranquillo. Lui guardò la mia cartella e mi esortò a non fumare. Gli risposi: «Vorrei morire felice», e gli ricordai l'ultima sigaretta per i condannati a morte.

Mi disse: «Il nostro obiettivo è che lei non muoia».

Aveva ragione, tuttavia dal momento che su di me incombeva la minaccia di essere nel trenta per cento, volevo fumare quanto mi pareva.

Non vedevo nulla di più triste che una morte triste, senza trasgressioni o piaceri, anche se piccoli piccoli.

Se fossi ricaduto nella quota dei condannati, sarei stato perfettamente sereno. Di qualcosa bisogna pur morire.

Un ultimo dettaglio. I medici mi suggerirono

di bere almeno due litri d'acqua al giorno, per fare tanta pipì. Chiesi, scherzando, se anche la birra andava bene. Erano forse distratti. Mi risposero: «Certamente!». Li presi in parola. Cominciai a bere due litri di birra al giorno. Orinavo a volontà.

Quella della birra è, chiaramente, una terapia poco consigliabile. Ma come si fa a ingurgitare un paio di litri d'acqua al giorno, quando fa ancora freddo? Ho scelto consapevolmente la birra, pur pagandone il prezzo con una diuresi fin troppo abbondante.

Controindicazioni: diarrea frequente, se la birra contiene troppo gas. Letargia in orari inaspettati.

Vantaggi: lieve stato euforico permanente, che fa scordare di avere una malattia mortale. Se me la caverò, scriverò un trattatello sul tema.

17 marzo 2010

Forse qualcuno è interessato a sapere come prosegue la cura a cui sono sottoposto, il protocollo R-CHOP (nome da scoiattolo, che significa Rituximab + ciclofosfamide, doxorubicina, vincristina, prednisone). Ieri e lunedì mi sono presentato per il secondo ciclo.

Il primo era andato bene, fino alle giornate di sabato sera, domenica e lunedì mattina, veramente infernali. Oltre a nausea persistente, mi erano caduti in ventiquattr'ore quasi tutti i capelli, e la barba si era ridotta a uno straccetto bianco, per poi cadere a sua volta. Alla fine somigliavo a Zio Tibia.

Anche se si sa che deve accadere, la perdita della capigliatura è sempre un fatto terribile. Mi sveglio, e scopro il cuscino invaso dai capelli caduti. Mi alzo dal letto e perdo altre ciocche. Lo stesso avviene per strada, mentre cammino. Alcune amiche mi regalano delle cuffie, dei berretti da marinaio, un copricapo con visiera con tanto di stella rossa, tipo Mao. Allo specchio non sono più lo stesso, specie dopo la perdita della barba (un accenno di baffi rimane).

Suppongo che per una donna il trauma sia peggiore. Ne vedo alcune in ospedale, calve e tristi. Condivido la loro infelicità.

Iniziai lunedì pomeriggio il nuovo CHOP, subito dopo tornai a sentirmi bene.

La chemioterapia si svolgeva in stanzini individuali, con due poltrone: una per il paziente e un'altra per un eventuale accompagnatore. C'era un tavolino carico di riviste (*Chi*, *Novella 2000* e simili, per passare il tempo). In realtà, solo la primissima seduta fu lunga, circa quattro ore, mentre le altre furono molto più brevi (alcune di appena cinquanta minuti). Io, comunque, piuttosto che leggere preferivo cercare di dormire. Gli infermieri che incontravo erano gentilissimi.

Durante il trattamento non ebbi effetti collaterali; subito dopo, casi marginali di diarrea.

Ovviamente continuavo a bere birra, per ricostituire i liquidi perduti.

Ecco, tutto qua. Dovevo solo evitare i luoghi affollati, perché avevo pochi globuli bianchi ed ero facilmente soggetto a infezioni.

Non potendo andare in Messico in aprile, la sera guardavo spesso «L'Isola dei Famosi», per vedere almeno le palme e il mare (ma non tifavo per nessun concorrente: mi piaceva solo vederli litigare di continuo). Se volevo dormire, passavo su YouDem Tv ad ascoltare i discorsi di Bersani e mi appisolavo immediatamente. Solo più tardi guardavo, da sveglio, qualche filmone in dvd (come *I guappi* di Pasquale Squitieri, un classico sulla camorra che non credo sia piaciuto tanto a Roberto Saviano).

Ah, non smisi mai di scrivere *Rex Tremendae Maiestatis*, neanche nei giorni peggiori. Conducevo il mio Eymerich a un destino di immortalità – dopo la morte fisica – per scaramanzia.

Scrivere è la mia salvezza. Mi perdo nel mio romanzo, ambientato prevalentemente in Sicilia, e mi sembra di essere laggiù, nel XIV secolo.

Scrivo a tarda notte, finisco che il sole è già alto. Il giorno seguente, spesso non ricordo ciò che ho scritto la notte prima. Non importa: devo evadere da questo mondo, viverne un altro. La professione che esercito mi accorda questo privilegio. Mentre mi aggiro tra gli anfratti del castello di Mussomeli, lo stanzino della chemioterapia esce dalla mia memoria.

19 aprile 2010

Mi sono sottoposto al terzo ciclo di chemioterapia l'8 e il 9 aprile. Il 7 mi hanno fatto un prelievo del sangue (che ha dato valori nella norma) e la visita medica.

Sono trascorsi dieci giorni e non è accaduto nulla di significativo: mi sento bene, non soffro di nausee, non ho la febbre, ecc. Solo leggeri capogiri se faccio uno sforzo fisico pesante. Merito dell'*aloe arborescens*? Chissà.

Prendevo comunque medicinali (quattro iniezioni di cortisone dopo il trattamento, antibiotici, sciroppi, ecc.) per prevenire conseguenze negative.

Molto peggio era stata la conclusione del secondo ciclo, alla vigilia del terzo. Negli ultimi giorni soffrii di diarrea, prima violenta, poi più controllata. Rimediai con un prodotto comunissimo, l'Imodium. Il medico mi disse che avevo fatto bene, e mi suggerì di ricorrere allo stesso farmaco nel caso il problema si ripresentasse. In realtà non si ripresentò più.

Non c'è nulla di più umiliante che farsela addosso per strada. A me è accaduto, ma per fortuna non c'erano passanti. Ho trattenuto ciò che ho potuto, ma davanti all'uscio di casa mia, a due passi dal bagno, mi sono rilassato troppo. Il risultato è stato osceno. Dopo devi lavarti, cambiare ogni abito, pulire il pavimento. Ci vuole un'ora buona per fare sparire ogni traccia dell'incidente.

Resta un sentimento: l'umiliazione, pur in mancanza di testimoni.

Ho subito comperato dei pannoloni, che ti fanno sentire grasso anche se non lo sei. Ero una pila di energia, e adesso giro col pannolone. So che è ingiusto, ma maledico il mio dentista. Ha rivelato una malattia con cui convivevo senza conflitti.

Il protocollo chemioterapico cui ero soggetto si articolava, ogni ventuno giorni, in due sedute consecutive. Come ho già spiegato, nella prima (durata: due ore circa) mi venivano iniettati gli «anticorpi monoclonali», nella seconda (un'ora) le sostanze della chemio propriamente detta, come il ciclofosfamide, la vincristina, ecc. Assorbivo il tutto tramite flebo, seduto in un comodo salottino. Anche se non vedevo gli altri pazienti, sapevo che molti reagivano peggio di me. Durante le sedute non leggevo le riviste messe a disposizione, ma dormivo oppure parlavo con gli infermieri – un'infermiera stava diventando una mia lettrice – quando si facevano vivi.

In definitiva, non mi potevo lamentare. L'atmosfera non era affatto spiacevole, in fondo. Se torcevo il collo, riuscivo a guardare fuori. Vedevo alberi pieni di foglie. Stava tornando il bel tempo, a poco a poco.

Alcune infermiere sono davvero carine e affettuose. So che si tratta di un'icona sexy, ma, se anche ne avessi l'intenzione (e non ce l'ho), non saprei come approfittarne. Da quando sono caduti i capelli mi ritrovo impotente. La sindrome di Sansone, così la definisco tra me. Non mi era mai successo in maniera così radicale. Ammesso che le mie infermiere aspirino a un uomo anziano con una siringa nel braccio, da me resterebbero deluse. Meglio che sognino semmai Berlusconi, che le siringhe – dicono – se le pianta altrove.

La mia fantasia sensuale (non sessuale) consiste nel dormire.

I giorni della diarrea mi impedivano gli spostamenti, ma a un certo punto ricominciai ad andare in centro e a camminare anche a lungo. Evitavo solo i luoghi affollati. Il giorno 27 dovevo fare la PET, esame importante per vedere a che punto eravamo. Il giorno dopo avevo prelievo e visita. Il 29 e 30 il quarto ciclo.

Tutto bene (benissimo quando bevevo birra a scopi terapeutici), salvo una sola seccatura. Dato che non nascondevo a nessuno la mia malattia e la voce si era sparsa, ero tempestato dalle telefonate di chi chiedeva, invariabilmente, «come stai?» e, insoddisfatto del mio banale «sto bene», avrebbe voluto sapere i dettagli. Con la gratitudine del caso, sentirsi chiedere «come stai?» venti volte al giorno alla fine rompe – specie se stavo scrivendo e dovevo smettere per perdere mezz'ora. Mi ero messo a rispondere «sto morendo, ne ho ancora per poco» – oppure, alla proposta rituale «che cosa posso fare per te?»: «Inviarmi un assegno in segno di solidarietà». Alla fine preferivo non rispondere proprio e affidarmi alla segreteria telefonica.

Questo era il mio stato, in attesa di ulteriori novità. Ero a metà del percorso.

Se vogliamo, essere malato presenta i suoi vantaggi. Sopra ho esagerato: certe prove d'affetto fanno davvero bene. Diverso è il caso quando l'interlocutore, che magari non sentivi da anni, o addirittura da decenni, chiede insistentemente di incontrarti. «Dai, vediamoci», «Ti vengo a trovare», «Usciamo a bere qualcosa». Il sospetto è che la domanda di un contatto personale nasconda fini di esame antropologico, per non dire «entomologico». Rispondo gentilmente, ma anche con fermezza, negandomi, oppure – se il messaggio mi arriva tramite segreteria telefonica – non rispondo affatto.

Più doloroso è il caso, raro ma non tanto, di persone che consideravo vicine e che sono svanite nel nulla, quasi fossi infettivo. È successo, penso che mi dessero per morto o moribondo. Una semplice e-mail con scritto «Come ti va?» mi sarebbe bastata. Curioso che accada più spesso con le presunte amiche, che con gli amici. La maggiore sensibilità delle donne non regge alla prova dei fatti, in qualche caso. Magari una mia supposta – ma non reale – decadenza fisica c'entra per qualcosa.

Comunque io, Valerio Evangelisti, porto baffi e barba dall'età di vent'anni, e ho ancora capelli abbastanza folti, in prevalenza neri. Tornerò a mostrarmi in pubblico solo se, e quando, avrò recuperato il mio consueto aspetto. Al momento, glabro ovunque, mi considero un lemure, per non dire una larva.

Curioso, ma simpatico, un fotografo di Roma che vorrebbe fare un servizio su di me. Lo includerebbe in un album di foto di scrittori italiani. È assai insistente. Uso con lui la formula: «Sono malato di cancro, non riesco a camminare».

Non è esatto, ma basta a tenerlo tranquillo (per ora).

29 maggio 2010

I giorni 20-21 maggio mi sottoposi al quinto ciclo di chemioterapia. Le ricadute della chemio non si manifestavano subito, ma solo a giorni di distanza. In quel caso non successe nulla, a parte una certa secchezza della gola, che combattei con un apposito sciroppo.

Dopo il quarto ciclo, trascorsa una settimana, avevo avuto quattro o cinque giorni piuttosto pesanti, con pressione bassa, capogiri, sensazione frequente di svenire. Poi i malesseri erano passati. Ancora non avevo provato nausea, vomito o disappetenza, come accade di solito ad altri. Il fatto è che ognuno reagisce alla sua maniera, e la regola valida per uno non vale per tutti. Può darsi che l'*aloe arborescens* c'entrasse per qualcosa, nel mio provvisorio benessere. Non posso affermarlo.

Come ho già avuto modo di dire, il protocollo R-CHOP a me applicato prevedeva da sei a otto cicli. Il successivo, che sarebbe stato il 10-11 giugno, avrebbe potuto essere l'ultimo, ma dipendeva dagli esami. Di recente avevo fatto solo quelli del sangue, e i risultati restavano positivi – malgrado l'inevitabile abbassamento delle difese immunitarie.

L'estrema debolezza – unita a un curioso senso di formicolio ai piedi – è il mio problema maggiore. Sono stato in un centro commerciale non lontano da casa a comperare una nuova tastiera per il computer. Non era certo pesante. Ciò malgrado, sulla via del ritorno sono stato costretto a fermarmi quattro o cinque volte, e a sedermi sulla panchina di un giardinetto o su dei muretti. Peggio è stato quando un gruppo di miei lettori lombardi, al corrente della «birroterapia», mi ha inviato uno scatolone di birre artigianali assortite. Generosamente, ho sceso le scale per andare incontro al corriere. Appena ho avuto in mano il pacco, ho dovuto posarlo perché non lo reggevo. Mi chiedevo come fare a portarlo in casa. Stavo per aprirlo e per trasportare una bottiglia alla volta quando è uscito un vicino. Mi ha visto alle prese con l'involto e lo ha portato fino al mio pianerottolo.

Peggio ancora è andata la sera dopo. Ho inciampato nei fili del computer e sono finito a terra. Per rialzarmi mi ci è voluto un quarto d'ora. Ho strisciato fino a una poltrona e da lì, gradualmente, mi sono rimesso in piedi.

Il livello di umiliazione equivale a quello, recente, provato quando ho defecato davanti alla porta del mio appartamento.

Passa tutto quando mi siedo al computer, o quando, alla sera, mi godo i truci episodi di una serie televisiva americana, *Spartacus: Blood and Sand*. L'ho scoperta per vie traverse, quando ho saputo che l'attore principale soffre della mia stessa malattia. È una serie sanguinosa, inattendibile, quasi oscena, tuttavia provo piacere nel vedere un compagno di linfoma impegnato in esibizioni di forza bruta.

Uscivo poco, evitavo i luoghi affollati, leggevo e scrivevo. Una vita noiosissima, che solo l'impegno nello scrivere *Rex Tremendae Maiestatis* vivacizzava un poco. Tra l'altro, quasi contro la mia volontà, la storia stava evolvendo verso una soluzione diversa da quella che avevo ipotizzato. Il romanzo stava riservando delle sorprese anche a me (non era la prima volta).

Tre volte alla settimana andavo in una clinica fisioterapica dove mi stavano rimettendo a posto, con successo, il piede destro, rimasto zoppo fin da dicembre.

Nessun'altra novità, il tempo scorreva identico e monotono.

Andare al Centro Idroterapico non è facile, perché i piedi continuano a formicolare. Ho imparato a gettare la borsa con gli abiti appositi nell'autobus, per poi issarmi a forza di braccia. Sta di fatto che arrivo a destinazione.

La nuova esperienza è nata dal consiglio di un amico, a cui ho detto del piede. «Devi rivolgerti al dottor Soldati,» mi ha suggerito «è un medico dello sport.» Il mio amico aveva ragione: il dottore mi ha torto i piedi un po' qua, un po' là. Mi ha chiesto di calciare. In precedenza mi ero sottoposto a vari esami ospedalieri, senza risultato. Lui mi ha raccomandato, oltre a un ciclo di massaggi e a vari esercizi, una terapia che non conosco, ma forse nota agli antichi romani. Per mezz'ora devo camminare in una piscina divisa in due vasche, una con acqua fredda e l'altra con acqua calda. È persino divertente.

La massaggiatrice è molto graziosa (cosa che non mi fa «né caldo né freddo», per restare in tema), cordiale, efficientissima.

Già dopo due sedute il piede comincia a sgonfiarsi.

27 giugno 2010

Il 10-11 giugno feci due sedute di chemioterapia, come sempre protocollo R-CHOP. Una di un paio d'ore, l'altra di un'oretta appena. Mi trovai così nel solito stanzino individuale dell'ospedale Sant'Orsola, con un ago nelle vene del braccio e un complicato meccanismo che pompava sostanze chimiche, di cui quella più importante si chiama ciclofosfamide.

Ancora una volta, sul momento, nessuna reazione. La prima volta dormii, la seconda conversai con le infermiere (la mia prima fan aveva sparso la voce di chi fossi e alcune di loro, piuttosto giovani, stavano leggendo i miei romanzi).

Ogni ciclo di chemio era seguito dalle solite quattro iniezioni di cortisone.

L'infermiere che mi fa le punture è anziano e dolcissimo di carattere. Dieci anni fa ha avuto un tumore all'intestino, e da allora rimane sotto controllo. Con la sua voce pacata, mentre mi punge (senza causarmi alcun dolore), mi racconta le sue passate vicissitudini, terrificanti.

Contrariamente all'opinione comune, di cancro non si muore sempre. Dipende dai casi. E la chemioterapia non è lo spauracchio che alcuni paventano. Certo, chi può ne faccia a meno. Il mio infermiere ha ancora qualche fastidio secondario, a distanza di anni. Giorni fa l'ho incrociato per strada. Lui era in bicicletta, pedalava come un atleta.

Dovevo prendere, per due giorni, un antibiotico che mi difendeva dalla esposizione alle infezioni. Più, per dieci giorni, un medicinale capace di evitarmi ulcere allo stomaco (Lansox). Oltre allo sciroppo che, dopo la chemioterapia, rimedia alla secchezza di tutte le mucose.

Era quasi passato il tempo delle medicine, e anche quello delle chemio. Sembravo in via di guarigione. L'avrei saputo per certo in occasione di esami (TAC, PET, analisi del sangue) che avrei fatto nella seconda metà di luglio. Non mi era stata prescritta nessun'altra chemio.

Ovviamente il medico, dottor Lemoli, mi

chiede se fumo. Ovviamente gli rispondo di sì. Ovviamente si incazza. È un tipo che dimostra competenza dallo sguardo, dal modo di fare. Ingrugnito, stampa il foglio in cui sono contenute le due magiche paroline: «remissione completa». Ho la gola leggermente irritata e mi prescrive una visita otorinolaringoiatrica.

La faccio pochi giorni dopo, in ospedale. Lo specialista mi guarda appena, con una lampadina: «Lei non ha niente».

Porto il referto a Ematologia e me ne vado quasi volando.

Gli effetti ritardati della sesta chemio? Debolezza e nient'altro. Avevo pochi globuli bianchi. Ma il morale era eccellente.

Al momento andava così, in futuro avremmo visto. Per la prima volta mi ero fatto la barba: i peluzzi rispuntavano, lievi ma tenaci. Avrei vissuto abbastanza per completare l'ultimo Eymerich, intricatissimo.

Il piede destro, grazie al trattamento fisioterapico, si era sgonfiato del tutto. Non faticavo più a calzare le scarpe. Permaneva invece l'indolenzimento notturno.

22 settembre 2010

Quella mattina fui dimesso dal Day Hospital dell'ospedale Sant'Orsola di Bologna, reparto di Ematologia. La diagnosi era confermata: «remissione completa».

Ogni quattro-cinque mesi avrei dovuto sottopormi a visite di controllo. La successiva era prevista per il 12 gennaio 2011.

Sembrava, insomma, che io ce l'avessi fatta.

La chemioterapia mi dava ancora fastidi secondari, tipo il torpore ai piedi cui avevo fatto l'abitudine. Lo si doveva a un farmaco, la vincristina. Prima o poi sarebbe sparito, dicevano. Intanto seguitavano a crescere barba e capelli, e il resto della peluria. Sembrava tornare l'impulso sessuale, almeno ogni tanto.

Niente più flebo, niente più iniezioni: avevano finito di bucherellarmi!

So tuttavia che continueranno a farmi punture, periodicamente. Da bambino ne avevo paura, adesso non le avverto nemmeno. A mio parere, hanno cambiato il tipo di aghi.

Sembrerà demenziale, ma so che mi mancherà il Day Hospital. Un luogo tutto sommato confortevole, dove c'è gente che si prende cura di te. Un'enorme vetrata dava su un giardino alberato. Ho visto le piante coperte di neve, poi la neve sciogliersi, e da ultimo il cielo scurirsi.

Spettacolo doloroso vedere una mamma passare con una bimba attaccata alla flebo, e intenta malgrado questo a giocare. Il pensiero istintivo è stato che avrei volentieri scambiato la mia possibilità di vivere con quella della bimba. Pensiero stupidissimo, lo so. La vita è una partita a dadi.

Io resto convinto che soggiaccia a un'altra logica, imperscrutabile.

Gli ospiti della sala d'aspetto raramente guardano gli alberi e il giardino. Ognuno di loro cerca di tenere nascosta la propria sofferenza. C'è molta dignità, in questa saletta. Forse è l'atteggiamento che mi mancherà di più.

20 dicembre 2010

In parte mi ero illuso. La chemio agiva ancora, e i fastidi che definivo «secondari» si erano invece accentuati.

Appena avevo creduto di avere riacquistato una piena libertà, avevo ricominciato a viaggiare (Sansepolcro, Ravenna, Praga, Padova, Milano) e a tenere serate di presentazione di *Rex Tremendae Maiestatis*. I problemi di motilità erano cresciuti via via. Se a Ravenna era andata in sostanza ottimamente, e a Praga mi era stato solo difficile salire la scaletta dell'aereo, a Padova, alla sera, avevo faticato a mantenere l'equilibrio. Peggio ancora era andata a Milano. Dovetti fare il viaggio di ritorno con un'auto a noleggio, spendendo un patrimonio, perché non ero sicuro di riuscire a salire sul treno.

Bello, comunque, avere riacquistato una «libertà limitata»! Ho presentato *Rex Tremendae Maiestatis* anche a Bologna, in due serate consecutive. Una alla Feltrinelli e l'altra a *Dans la Rue*, una libreria legata al centro sociale Crash. Alla Feltrinelli tutto bene, si finiva alle 19. Dopo mi sono concesso vari spritz in un bar vicino, con Franz e Marina, che hanno sofferto di mali peggiori del mio e li hanno retti con un coraggio di cui non sarei capace.

Più problematica la serata al *Dans la Rue*. Ci sono andato in taxi, perché il torpore ai piedi era già cominciato e non ero sicuro di reggermi. Sono stato intercettato davanti all'uscio da un vecchio amico, Paolino. Siamo entrati abbracciati, siamo usciti tenendoci per mano. Un altro amico, Pinuccio (un colosso), mi ha trascinato fino alla sedia da cui dovevo parlare. È stato meraviglioso vedere una folla di giovani venuti ad ascoltarmi, tanto numerosi da essere costretti a stare in piedi. Paolino mi ha riportato a casa, e ha atteso in macchina che riuscissi a risalire il gradino dell'ingresso.

Benché convalescente, e solo nella vita quotidiana, ho almeno molti amici. Isolato per davvero non lo sono stato mai.

Il disturbo si manifestò nelle forme di un formicolio ai piedi («neuropatologia periferica»), che divenne tanto intenso da non fare sentire più le estremità. Non ero mai certo di appoggiare bene il piede e di riuscire a conservare l'equilibrio. A volte, ciò era accompagnato da sensazioni di freddo interno, per quanto l'ambiente esterno fosse ben riscaldato. Maledetta vincristina!

È un tormento, ma mi era stato preannunciato. Percorro Internet alla ricerca di forum dedicati al tema. Ce ne sono moltissimi, americani ma non solo. In tanti lamentano, dopo la chemioterapia, il diabolico formicolio, talora esteso alle dita delle mani. A me non accade se non, per fortuna, quale fastidio breve e leggero. Io campo delle mie dita, sarebbe grave se non riuscissi a muoverle.

Rifletto su come mi stia trasformando in un perfetto cyborg. Il mio primo computer – ben misera cosa – lo acquistai nel 1979. Ora, mentre non posso uscire di casa, mi tiene legato al mondo. Scopro nei dettagli cos'è un linfoma, mi collego ad altri pazienti con i miei stessi problemi. Il tutto grazie a uno schermo e a una tastiera.

12 gennaio 2011

Il giorno prima avevo fatto un prelievo del sangue, quel giorno avevo la visita di controllo. Fu confermata la remissione totale del linfoma. Prossima visita (con PET) ai primi di luglio.

Circa il formicolio ai piedi, il dottor Stefoni mi disse che dovevo avere pazienza: sarebbe passato, prima o poi. Reputava inutile, al momento, una visita neurologica.

Uscii che c'era il sole, brillantissimo, cosa rara negli ultimi mesi. Mi sembrava persino di camminare meglio. Festeggiai a modo mio: andai a fare spesa da Bizzi, in via Mengoli, per me il migliore droghiere sulla faccia della Terra. Tornai a casa con una borsa carica di cosine rare e deliziose.

Insomma, a quanto pare vivrò ancora un poco. Alcuni problemi rimangono. La sera stento a camminare, i piedi non li sento. Resto esposto a ogni tipo di contagio. Il breve soggiorno a Ravenna mi è costato una gastroenterite (la cosiddetta «influenza intestinale») che, curata al momento, si è riaffacciata a intervalli per più di un mese.

Sta di fatto che sono ancora in vita. A qualcuno dispiacerà. Non sono tanti.

Durante la malattia mi hanno proposto decine di «cure alternative». Magari su alcuni funzionano, chi può esserne certo? Dal canto mio ho scelto la via della medicina convenzionale. La chemioterapia, appunto. Che ti fa soffrire più del malanno che cura, però sa spiegare (in parte) i suoi presupposti.

Ripeto, non ho consigli da dare a chi si trovi a vivere le mie stesse disavventure. Penso che lo stato d'animo migliore, per affrontare il calvario, sia quello dello stoico. Essere pronti a morire e, nello stesso tempo, a cercare di evitarlo, o di rimandare l'evento. Aiuta, per chi la pensa come me, una frase bellissima fatta incidere da Joseph Fouché, ancora giacobino, sulla cancellata di un cimitero di Lione: «La morte è un sonno eterno».

Non temere inferni, paradisi, purgatori o limbi è di enorme conforto.

Penso che le particelle del mio corpo, fuse con la terra, saranno più tardi liberate e si spargeran-

no nel cosmo, ognuna con una leggera carica di memoria. Andranno a formare esseri senzienti, creature vegetali ed entità minerali. Assisteranno, separate, alla fine del Tutto, o vivranno forme sconosciute di nuova conglomerazione. Un'avventura inedita, forse la più bella.

«La morte è un sonno eterno.»

In effetti, dormire è una delle mie attività preferite. Con sogni o senza sogni. Mi rimetto al destino, fiducioso.

Intermezzo
Come morì mio padre

Mia madre se ne andò in pochi giorni, discreta e garbata quale era stata in vita. Per mio padre fu diverso. A morire impiegò quasi un anno. Riassumo la sua storia.

Soffriva, a ottantatré anni, di una malattia molto rara, la miastenia grave. Gli era stata diagnosticata dopo una quantità di consulti e ricoveri, dal solo medico – su cinque o sei – che era riuscito a individuarla.

La miastenia – che si manifesta con l'indebolimento di tutti i muscoli – non è mortale. Basta tenerla sotto controllo con un farmaco «salvavita». Mio padre, Gino Evangelisti, lo sopportava male. Diceva che gli causava pesantezza di testa. Era il 1996, e lui viveva con mia madre a Casigno, una piccola frazione del comune di Castel d'Aiano, sull'Appennino bolognese.

Trascurò di prendere il farmaco. Un giorno di fine inverno cadde a terra, privo di coscienza.

Fu trasportato all'ospedale più vicino, quello di Vergato. Mia madre cercò di spiegare al primario che si trattava di miastenia, ma non lo convinse. Secòndo lui era un ictus, tipico delle persone anziane. Le diede poche speranze.

Mio padre invece non moriva, benché paralizzato. Veniva nutrito per via endovenosa con varie soluzioni, una delle quali a base di zucchero. Facemmo presente alle infermiere – uniche interlocutrici possibili – che aveva sofferto di diabete. Scuotevano la testa. Non c'entrava.

Mia madre stava accanto al malato la notte. Io, che allora lavoravo nella pubblica amministrazione ed ero libero dalle 14 in poi, andavo a Vergato i pomeriggi, in treno. La domenica restavo per l'intera giornata accanto al letto, mentre mia madre scendeva in città per lavarsi e cambiarsi.

Una di quelle domeniche stavo leggendo il giornale accanto al letto. Mi accorsi che, quando sfogliavo le pagine, le dita di mio padre – ritenuto privo di coscienza – avevano un fremito leggero. Gli parlai. «Prova a fare con le dita uno, due e tre.» Lui obbedì, muovendo appena i polpastrelli. Allora gli dissi: «Ti porrò delle domande. Muovi un dito per dire sì, due per dire no».

Iniziò un lungo dialogo.

«Provi dolore?»

«No.»

«Ti ricordi cosa ti è successo?»

«Sì.»

E così via.

Schizzai fuori dalla stanza. Incontrai un'infermiera che non capì nemmeno di cosa le parlavo. «Si metta calmo» mi disse. Scesi la scalinata principale e incrociai il primario. «Mio padre è cosciente!» quasi gli gridai, credendo di farlo felice. «Non è un ictus!»

Lui mi sorrise e tirò diritto. Non disse neanche una parola.

Stava ritornando mia madre. Le raccontai gli eventi.

«Dobbiamo portarlo via da qui» concludemmo. «Lo stanno uccidendo.»

Facemmo trasportare a nostre spese mio padre a Bologna, grazie al medico che sapeva cos'era la miastenia. Solo che era troppo tardi per reagire a un trattamento adeguato. Riacquistò coscienza, ma la sua mente era altrove. Per farlo mangiare bisognava imboccarlo. Riprese a parlare un poco, con terribile fatica.

Mi scriveva messaggi confusi su un quaderno.

Non l'ho conservato, era troppo penoso da leggere. A volte mi riconosceva, a volte no. Passò da diversi ospedali: il Sant'Orsola, il Malpighi. Per la nuova filosofia del profitto in medicina era un peso morto. Lo rispedirono a casa di mia madre, con flebo in affitto.

Tre giorni dopo dovetti correre là. Mio padre era caduto dal letto, non riusciva a rialzarsi. Bene o male lo rimisi sul materasso. Chiamai l'ospedale. Fu ricoverato nuovamente, per l'ultima volta.

Alla sua morte, avvenuta all'inizio del 1997, io e mia madre fummo convocati dal primario del reparto. Ci chiese, in tono commosso, se poteva sottoporre la salma ad autopsia. Si trattava di una malattia rara, avrebbe potuto «aiutare la scienza». Bruscamente gli risposi di sì.

Mia madre morì alcuni anni dopo di cancro al seno. Un'operazione di asporto radicale era avvenuta a un anno di distanza dal decesso del marito. Si rimproverava, ingiustamente, di non avere vegliato sulle medicine che mio padre doveva prendere. Piangeva di continuo, era depressa dalla mattina alla sera. Nulla mi toglie di mente che la sua malattia sia derivata, in forma diretta, dalla perdita che aveva subito.

Io non vorrei morire così. Mi piacerebbe andarmene come Spartacus: Blood and Sand, *il gladio in pugno. Temo di non averne le forze. Allora meglio una fine veloce e quieta, come quella di mia madre.*

Senza depressione, però.

Un boccale di birra in mano e una sigaretta in bocca.

Parte seconda
The day after

Premessa

Ciò che seguirà non va assolutamente interpretato come un incitamento a non sottoporsi a chemioterapia. Bene o male, non ci sono oggi modi alternativi altrettanto affidabili per sconfiggere il cancro. Ne sono proposti un'infinità, e forse alcuni hanno una loro efficacia, ma chi può dirlo? Una base scientifica manca, o è carente. Oppure è ancora in via di sperimentazione.

A me la chemio ha garantito un supplemento di vita. Ciò è indubbio. Questo non mi impedisce di dire che le conseguenze del trattamento non sono affatto indolori. Gli anni 2011 e soprattutto 2012 sono stati per me un inferno. Ai medici non ho da rimproverare nulla, se non il fatto di non avermi avvertito. Risponderanno che ogni paziente reagisce a suo modo. C'è chi si riprende all'istante, dopo la fine della terapia, e chi ne subisce gli strascichi. D'accordo. Ma saperlo in anticipo, per un adulto che non ha paura della morte né di altre evenienze meno drammatiche, però invalidanti, sarebbe essenziale. Potrebbe far fronte a ciò che si prospetta. Non essere lasciato solo, davanti a imprevisti che, senza una guida, non riesce né a capire né a controllare.

Per fortuna oggi esiste Internet, che rimedia a esami troppo concisi per sovrabbondanza di pazienti. Vi scopro che una delle sostanze usate nel protocollo R-CHOP, *la vincristina, lede il sistema nervoso, specie nella periferia del corpo. Ecco la ragione dei miei piedi contratti, delle fitte, dei pruriti, dei gonfiori inspiegabili. Una serie di sintomi che si manifesta principalmente alla sera e che, lentamente, sta riducendo la mia libertà di movimento. Questo, a due anni di distanza dalla fine del ciclo.*

30 maggio 2011

Il 2 marzo ha nevicato. Non c'è nulla che mi spaventi di più. Con i piedi formicolanti e uno scarso senso dell'equilibrio, temevo perennemente di scivolare sul ghiaccio. Dato che il lavoro che svolgo me lo permette, potei rimanere in casa. Del resto la nevicata fu breve e leggera, e il ghiaccio che si sedimentò si sciolse molto in fretta.

Svolgevo quindi le mie attività normali, vedevo gli amici, partecipavo a incontri e conferenze (anche se di rado: non è cosa che io faccia molto volentieri). Iniziai a scrivere un nuovo romanzo, intitolato *One Big Union*. Trattava degli Industrial Workers of the World, un sindacato rivoluzionario americano dei primi del Novecento. La sua caratteristica era quella di organizzare principalmente lavoratori non qualificati, mobili e precari, spesso di recente immigrazione. Numerosi successi li conseguì, anche se non seppe fronteggiare la spietata repressione di cui fu vittima. È palese che i miei riferimenti, nel romanzo, alla situazione attuale non erano casuali.

Dato che i disturbi ai piedi perduravano, accettai la generosa offerta di un amico, Roberto. Si occupa di "riflessologia plantare": una tecnica molto eretica, per cui stimolando col massaggio certi muscoli del piede si hanno effetti benefici sugli organi interni, e il piede stesso ne trae beneficio.

Roberto veniva da me ogni lunedì pomeriggio. Mi massaggiava le estremità, le cospargeva di liquidi e di polveri, mi lasciava flaconi dall'effetto energetico (tipo un'essenza di garofano). Lasciavo fare, la conversazione con Roberto era piacevolissima, per me che avevo pochi rapporti sociali.

Gli effetti del trattamento "riflessologico" non erano vistosi. Il formicolio ai piedi rimaneva, la carenza di equilibrio anche, però sostanzialmente mi sentivo bene. Non osavo ancora andare troppo lontano. Una scala senza corrimano era per me un incubo.

Scoprii che ciò che mi veniva taciuto, altrove era esplicitato. Trovai in rete un opuscolo americano, del National Cancer Institute: *Life After Treatment*. Spiegava le sorprese (chiamiamole così) che c'era da attendersi dopo la chemioterapia. Tra le altre, lesioni gravi al sistema nervoso, soprattutto periferico. In qualche caso transitorie, in altri casi permanenti, o destinate ad aggravarsi. Tralascio, perché non vissuti di persona, tutti gli altri "effetti collaterali". Leggendo quelle righe mi irritai un poco (non potrei parlare di rabbia). Perché gli oncologi-ematologi non mi avevano messo in guardia?

La risposta la so. È una probabilità, non una certezza. Esserne all'oscuro forse facilita la guarigione. Sta di fatto che, da una cert'ora del pomeriggio, non sentivo più i piedi. Il neurologo a cui mi rivolsi più tardi confermò che era un caso molto frequente, dopo la chemio. Se era frequente, perché non renderlo noto, quanto meno ai pazienti poco inclini all'autosuggestione?

Delle mie uscite, ormai rare, la più significativa fu la celebrazione di un matrimonio. Un mio amico, Giorgio Tinelli, si sposava con Genni, marchigiana come lui. Io facevo le funzioni di sindaco, con tanto di fascia tricolore attraverso il petto. Me la cavai con sufficiente dignità, almeno penso. I piedi traballanti mi impedirono di salire sul terrazzino che sovrasta, dalla Sala Rossa del municipio, piazza Maggiore, il cuore di Bologna. Le vertigini erano diventate una costante.

Il resto della giornata fu bellissimo. Aperitivo all'Osteria del Sole, pranzo a Ponticelli di Malalbergo, in una ex "casa del popolo" che non ha mai voluto cedere alla resa dei "comunisti". Mi stancai molto, ma era in conto. Riportato a casa, dormii fino alle 2,30 del mattino. In sostanza stavo bene, ero carico di energia.

Adesso la notte, in sostituzione di *Spartacus*, guardo i telefilm, magnifici, della serie *The Wire*. Ho comperato il cofanetto di tutte e cinque le stagioni, che ascolto in francese. Sono tempi di grande tranquillità, vertigini a parte. Le contrazioni dei piedi tornano ogni sera: è come se qualcuno mi afferrasse le estremità e me le torcesse. Pazienza, passerà.

7 luglio 2011

La mia cronaca rischia di diventare noiosa. Stamattina ho ritirato i risultati dell'analisi del sangue e mi sono sottoposto alla rituale visita di controllo. Giorni fa avevo fatto la PET, con la lieta sorpresa che ho anticipato: non mi avevano costretto a tenere le braccia sollevate sopra la testa. Così diventa tutto molto meno sgradevole. Ho barcollato un poco nel sollevarmi dalla barella meccanica su cui ero sdraiato, prima di essere infilato nel tubo dell'apparecchio.

Anche questo esame è andato bene: confermata la remissione, valori del sangue grosso modo nella norma. Debolezza, questo sì, per carenza di globuli rossi.

Malgrado una fiacca latente, dopo il matrimonio di Giorgio Tinelli non mi ero risparmiato. Incontri, presentazioni a Torino e nella mia città, sedute dal dentista mio salvatore. Sembrava andare tutto per il meglio. O quasi.

Ho già citato Vittorio Curtoni. Uno dei miei amici più stretti. Scrittore di fantascienza, traduttore dall'inglese tra i più reputati, animatore nel campo della science fiction *e storico di quella italiana. A lui si deve la rivista* Robot, *che fece testo tra la fine degli anni Settanta e i primi anni Novanta. Antifascista, anticlericale, decisamente schierato a sinistra.*

Se tra gli appassionati di fantascienza è un mito, il campo della "cultura generale" lo ignora. Ha una sua fama a Piacenza, dove abita (interviene spesso sul quotidiano locale, Libertà*), ma fuori dei confini cittadini è quasi ignoto. Ne soffre, con discrezione. E ne ha ben donde: è un prosatore raffinatissimo, tanto da essere finito in varie antologie scolastiche. È uno scopritore di talenti. Non sarebbe esatto dire che io fui "scoperto" da lui, ma certo, senza Vittorio Curtoni, io non avrei mai cominciato a scrivere romanzi.*

Vittorio è stato colpito da una forma di cancro più devastante del mio linfoma: tumore all'intestino. Da poco dopo l'insorgere in lui della malattia e la prima operazione, ci sentiamo per telefono ogni domenica. Scambiamo esperienze, parliamo del più e del meno. Ha una curiosa passione per film horror di serie B o C, in genere brutti o brut-

tissimi. Ogni sette giorni passa in rassegna quelli che ha visto e che mi consiglia. Io fingo di seguire le sue raccomandazioni.

Vittorio ha passato e sta passando esperienze peggiori delle mie. Oltre a due operazioni (dopo la prima se ne è resa necessaria una seconda), sono le cure stesse a farlo soffrire. Non so quante chemioterapie abbia già fatto, seguendo un protocollo chiamato FOLFOX. *Affaticamento e nausea sono le conseguenze più leggere, altre ometto di descriverle. Ci sono inoltre tutti i problemi collegati alla zona colpita, tra cui difficoltà di defecazione, meteorismo, digestione complicata di alcuni alimenti.*

Malgrado questo, Vittorio, quando è capace di parlare, scoppietta di umorismo e di ironia. Scherza sulla sua malattia, dipinge ritratti maliziosi e indimenticabili dei medici che incontra (quasi tutti eccellenti, per fortuna), mi descrive le bizzarrie di altri pazienti. Su Libertà *informa i lettori piacentini del suo stato e delle sue esperienze, senza nascondere nulla e senza fingere ottimismo. I dottori che lo hanno in cura gli sono grati per i suoi articoli.*

Ma Vittorio, col suo immenso coraggio, non è un superuomo. Non mi tace i suoi momenti di depressione profonda, leniti da una moglie, Lucia, che lui adora e che lo adora. Mescolati a osservazioni scherzose, mi descrive taluni esami faticosissimi e, a volte, dolorosissimi, a cui viene sottoposto. La sua bestia nera è la gastroscopia, che quasi lo soffoca (ha poi imparato che, a pagamento, la si può fare sotto anestesia totale, ma nessuno lo aveva avvertito). Peggio accade quando gli vengono scoperte due possibili metastasi al fegato. Vanno bruciate, con l'ausilio di aghi lunghissimi. Questa volta l'anestesia c'è, ma è superficiale e non riguarda l'interno del corpo. Il tormento dura una decina di minuti.

Vittorio ha sul petto un forellino con un minuscolo strumento fatto a imbuto. Glielo hanno innestato per via della chemio frequente (mentre nel mio caso bastavano gli aghi). È singolare, ma – senza dirglielo – è il dettaglio che più mi impressiona. Avere oggetti meccanici, sia pure piccolissimi, impiantati nella cute in via permanente. Ho sempre detestato i piercing. *Figurarsi l'essere, in qualche modo, trasformato in recipiente.*

Ci vuole la forza indicibile di Vittorio per superare quel travaglio, che pian piano lo logora. Ogni tanto si azzarda a uscire di casa, ignorando i disturbi paralleli che le cure gli provocano (emor-

roidi, astenia e altro). Mi racconta divertito una di quelle sue escursioni. Per strada emise un peto formidabile, tanto che una ragazza che camminava davanti a lui si girò a guardarlo preoccupata. Rido con lui, e gli suggerisco di proporsi come attore in uno dei prossimi "cinepanettoni", che su quello campano. Bombolo non ha ancora avuto un idoneo successore.

La comicità si esaurisce in quelle poche battute. So bene quanto sia degradante non controllare le proprie manifestazioni fisiche, specie se riguardano l'intestino.

Anche Vittorio ha attraversato una fase di quello che chiama "piede elettrico". Punture, contrazioni nervose, perdite di sensibilità o di equilibrio. In lui si accompagnavano a una sensazione di freddo, che invece io non provo.

Il giorno successivo al matrimonio di Giorgio Tinelli feci il bagno. Non amo la doccia, preferisco distendermi nella vasca, coperto d'acqua. Solo che accadde l'imprevisto: non riuscii a uscire. Non avevo forze per mettermi carponi e rizzarmi in piedi. Cercai di aggrapparmi a quello che trovavo, e feci crollare una mensolina che reggeva il sapone. Mi ci volle un quarto d'ora, per risolvere la situazione. Mi contorsi come un verme, feci leva sulla schiena, spinsi le gambe fuori. Finalmente atterrai in ginocchio sull'asciugamano, le ossa rotte.

La mia vasca è piccola, le pareti sono basse. Ciò nonostante fu per me, senza energia nei piedi, l'evasione da un labirinto. Rimasi a lungo in ginocchio, a riprendere fiato. Quando potei mi sollevai.

Feci finta di niente, come se tutto fosse in ordine. In realtà nulla lo era. La cosa peggiore: stavo perdendo fiducia nelle mie capacità di recupero. Va notato che l'opuscolo del *National Cancer Institute* consigliava di evitare il bagno e di preferire la doccia. Ora capivo perché. Nessuno mi aveva preavvisato.

4 ottobre 2011

Il mio medico "di famiglia" è un personaggio singolare. Dotato di baffi da tricheco, simpatico e umano, pratica sia la medicina convenzionale che terapie alternative (agopuntura, omeopatia, ecc.). Ha lo studio pieno di quadri e diplomi cinesi, statuette di Buddha, immagini orientali. Sono andato da lui all'inizio dell'estate, mi ha prescritto una serie di iniezioni a base di vitamina B1.

Mi sono attenuto al programma. Ogni giorno veniva da me l'infermiere guarito dal cancro. Interrompemmo le punture solo quando la parte "perforata", per le troppe iniezioni, era divenuta rigida e dolorante. Sostanzialmente stavo bene, a parte una costante astenia e piedi "elettrici" la sera. Cercavo di fare una vita normale.

Non era tanto facile. Fui tuttavia in grado di viaggiare un poco. Trascorsi otto giorni di vacanza ad Alicante, in Spagna, e subito dopo partecipai a un festival del Noir che si teneva in Francia, a Tolosa. Ad Alicante quasi tutto bene. Malgrado lo stato dei piedi, affrontai senza troppe difficoltà aerei e passeggiate. Solo, commisi l'imprudenza di fare, in albergo, il bagno nella vasca, confidando nella maniglia presente sul bordo. Ancora una volta non trovai la forza per rimettermi in piedi. Potei uscire dall'acqua solo chiedendo aiuto.

A Tolosa andò altrettanto discretamente, salvo alcuni dettagli. La via più breve per scendere nella sede del festival (all'estrema periferia della città: gli organizzatori, comunisti, avevano voluto dare alla manifestazione un taglio fin troppo proletario) era una scala senza corrimano. Già ad Alicante mi ero accorto che per salire o scendere una scala ero costretto a tenermi a qualcosa. A Tolosa mi trovavo costretto, per penetrare nelle sale delle esposizioni e delle conferenze, a fare un giro lunghissimo, evitando i gradini. Oppure a chiedere a qualcuno di sorreggermi.

Per il resto mi sentivo in forma. Resistetti ottimamente anche al viaggio lungo e complicato (da Bologna a Parigi-C. De Gaulle, da là in pullman a Parigi-Orly, e da lì a Tolosa; il tutto sotto una pioggia violentissima). Un solo incidente, in apparenza non grave, fece presagire ciò che mi aspettava. Mi trovavo nella biblioteca di un villaggio del circondario tolosano, dove era in programma un mio incontro con i lettori. Poco prima della conferenza ebbi un'improvvisa difficoltà a respirare. Il ventre si irrigidì, la gola mi si riempì di un catarro biancastro. Durò meno di un minuto, poi riconquistai la normalità. Diedi la colpa al fumo, e per il resto della serata abolii le sigarette. Fu un episodio isolato, che non si ripeté.

Mi illudevo di avere riconquistato, debolezza a parte, il grosso delle mie forze.

Possono sembrare eccessive, a chi non le abbia provate sul suo corpo, le misure a tutela di chi ha difficoltà a camminare. Negli aeroporti mi mossi molto bene grazie a scale mobili e a passerelle dal piano inclinato, che sostituivano i gradini. Meno bene nelle città.

Il disagio è forte, ogni tanto, ma mi aggrappo al fatto che mi hanno ripetuto che è provvisorio. Nessuno sa prevederne la durata, inclusi gli oncologi. Affronto la prova, per ora piccola, con serenità. Sono lungi dallo sperimentare le sofferenze di Vittorio Curtoni, e riesco ad affrontare gli osta-

coli con relativa autonomia. Di giorno. La sera, invece, e soprattutto la notte vengono le punture ai piedi. Non dolorose, però capaci di inibirmi i movimenti spontanei. Somigliano a crampi provenienti dall'interno, come una sorta di trazione che mi deforma la pianta e i diti.

La verità la scopro lentamente, grazie a Internet. La chemioterapia – nel mio caso, ma anche in quello di Vittorio – ha leso il nostro sistema nervoso. Le estremità sono le più colpite, ma non solo. Cos'altro mi (ci) aspetta?

Lo stato d'animo resta tranquillo. Affronto le prove via via che si presentano. Talora le supero con la forza di volontà. Altre volte la volontà non basta. Mi rassegno, senza peraltro arrendermi. Nulla sembra opporsi alla mia resistenza alla depressione. Sembra.

15 dicembre 2011

Vittorio Curtoni è morto il 4 ottobre. Non di cancro, no. Gli avevano scoperto nuove piccole metastasi (con qualche dubbio se fossero realmente tali), e si era recato in ospedale per sottoporsi all'ottavo ciclo di chemioterapia, protocollo FOLFOX. Il suo cuore non resse. Morì di infarto sul lettino, prima ancora che cominciasse il trattamento. Non c'erano stati segni premonitori. Ci eravamo sentiti per telefono due giorni prima. A parte la solita rassegna di filmacci e la narrazione di piccoli eventi quotidiani, mi aveva solo detto di avvertire una profonda stanchezza. La prospettiva di una nuova chemio lo inquietava, aveva persino meditato di rifiutarla. Gli era stato detto che forse non era indispensabile. Veniva eseguita più che altro per "prevenire". Si era rassegnato: era diventato un *habitué*, per usare la sua espressione.

Invece era morto, tradito da un fisico logorato

fino allo stremo e ormai gonfio di veleni. Il cuore gli si fermò, tutto qui. Come se Vittorio avesse voluto sottrarsi a un'esistenza troppo spossante e sottrarsi al mondo.

Erano anni, forse decenni, che non piangevo. Quel giorno piansi l'intero giorno. Peggio fu quando trovai il coraggio di chiamare Lucia. Né io né lei riuscivamo a parlare.

Per lungo tempo, ogni domenica alle 12.30 (l'ora abituale), ebbi l'impulso di telefonare a Vic, come veniva soprannominato, per farmi consigliare i film brutti della settimana.

L'11 settembre – ma io lo saprò solo due mesi dopo – era morto anche Spartacus. L'attore gallese-canadese Andy Whitfield, malato di linfoma non Hodgkin, non ce l'aveva fatta. Sebbene gli avessero diagnosticato, come a me, una "remissione completa" – tanto che si preparava a riportare il suo personaggio sul piccolo schermo – era stato assalito nuovamente dal male.

Penso al paradosso di un attore legato alla fama effimera di una serie di telefilm di basso livello, portata al successo essenzialmente dal suo carisma. Mentre era malato girarono un prequel: Spartacus: Gli dei dell'arena. *Buono, forse supe-*

riore alla prima serie per certi risvolti che definirei "shakespeariani". Però mancava lui. Per realizzare un seguito – Spartacus: Vengeance, *lo si trasmette mentre scrivo – produttori di pochi scrupoli ricorsero a una specie di sosia, simile per aspetto a Whitfield, ma molto meno intenso quanto a recitazione.*

Spartacus, l'originale, resta vivo nella memoria dei fan, e lo sarà ancora per un poco. Poi la sua memoria, inevitabilmente, si affievolirà. Ma non nel mio ricordo, finché avrò vita. Lo collego a momenti difficili, che mi aiutò a superare.

Esiste uno stupendo racconto di Daniel Keyes (poi tradotto in un romanzo meno efficace), che si intitola Fiori per Algernon. *Ne trassero un film di Ralph Nelson,* I due mondi di Charlie *(1968).*

Racconto, romanzo e film trattano delle vite parallele di un adulto ritardato, Charlie, e di un topo da esperimento chiuso in un labirinto. Entrambi sono sottoposti a una cura che eleva il livello di intelligenza. Charlie raggiunge livelli elevatissimi di lucidità mentale, fino a divenire un genio vero e proprio. Altrettanto accade al topo, capace di attraversare la gabbia in pochi secondi. Ciò dura per breve tempo. Il topo torna all'impaccio iniziale. Charlie perde lentamente le facoltà acquisite. Tiene un diario in prima persona, dalle righe sempre più confuse. Regredirà come il topo.

Per me Whitfield era un poco come il topo di Charlie. Un uomo forte – mille volte più forte di me, oltre che più giovane – che affrontava lo stesso male. La sua morte nel labirinto non è buon segno.

Tuttavia non sto malissimo. Si moltiplicano solo i sintomi di crisi. Si fanno frequenti gli sgorghi di catarro bianco, i problemi di respirazione, gli accessi di nausea (il nemico peggiore). La sera, i piedi si trasformano in puntaspilli.

Tengo duro, ma non è facile condurre una vita normale in queste condizioni. Devo rinunciare alla presentazione del libro di un amico, Antonio Moresco. Quando mi chiama sono seduto su un muretto, sul ciglio della strada. Boccheggio. Poche decine di metri mi hanno sfiancato.

La chemioterapia è solo un ricordo abbastanza sfocato. Cosa mi sta capitando? Anche l'opuscolo del National Cancer Institute non fornisce molte delucidazioni. Finché erano colpiti solo i piedi capivo: era l'azione della vincristina, che probabilmente si innestava su problemi precedenti (le estremità, da parecchio tempo prima del linfoma, mi causavano fastidi secondari). Ma che c'entra-

no i fiumi di catarro, le periodiche difficoltà a respirare che ricordano attacchi d'asma, le nausee ricorrenti?

Non mi allarmo, è che non mi aspettavo simili difficoltà.

24 dicembre 2011

Finalmente mi sento bene, dopo un periodo da dimenticare. Il 14 dicembre andai dal mio medico di base, che mi aveva dato appuntamento alle 17.30. Ci arrivai stravolto dalla fatica, in equilibrio men che precario. Mi lasciai cadere su una poltroncina della sala d'aspetto. Al momento di alzarmi, non ne avevo la forza. Il medico dovette aiutarmi.

Fu un dialogo chiarificatore, per certi versi. Il muco di colore biancastro non era quello tipico dei bronchi, che tende al giallo. Era invece quello che circonda gli organi interni. I nervi lesi dalla vincristina, dalla ciclofosfamide e dagli altri composti non riuscivano più a trattenerlo. Di qui l'invasione della gola, le difficoltà respiratorie, la tendenza al vomito – che, se repressa, diventava nausea permanente.

Il resto lo intuii da solo. La nausea perenne mi spingeva a mangiare poco o pochissimo, malgrado un vivo appetito. Il mio ragionamento era: meno mangio, meno vomito. Tanto so che arriverà il catarro, e rigetterò il cibo.

Sbagliato: in questa maniera mi indebolivo. Mi mancavano sostanze fondamentali. Se avessi proseguito su questa linea, quel poco che rimaneva delle mie forze sarebbe svanito del tutto.

In effetti, la fine della visita fu drammatica come l'inizio. Per tornare a casa, che dista tre isolati, dovetti far chiamare un taxi. Il medico fu estremamente premuroso, il taxista anche.

Il confronto con il dottore ebbe aspetti positivi e risvolti singolari. Mi consigliò di farmi visitare da un neurologo, e mi attivai in quel senso. Mi chiese se avessi nulla contro l'omeopatia, e gli risposi di no (magari non ne intendo il funzionamento, però luminari della scienza, come Luc Montagnier, dicono di averlo individuato; io cosa ne so?). Così mi prescrisse un prodotto chiamato "drosera", nonché un composto detto "arsenicum album". Il primo mi avrebbe aiutato a respirare, il secondo era diretto a liberarmi dai veleni che mi avevano contaminato il corpo.

Seguii le prescrizioni. In effetti stetti meglio. Non saprei dire se i farmaci omeopatici ebbero un qualche ruolo in questo progresso.

Il mio dottore mi consigliò inoltre di proseguire con le iniezioni di vitamina B1. Perché B1? Alcune frasi mi fecero intuire la verità, ed era sorprendente. Il medico, a cui avevo parlato di "vita disordinata" (nel senso di andare a letto tardi e non avere orari) e con cui avevo accennato scherzando alla "birroterapia" – interrotta dopo la fine della chemio – sembrava essersi convinto di una mia propensione all'alcolismo. La lettura del bugiardino della scatola di iniezioni dimostrò che era in casi di quel tipo che la vitamina B1 era ritenuta utile.

La conferma venne da un colloquio telefonico tra Daniela – la mia ex moglie, rimasta amica e collaboratrice dopo il divorzio – e il dottore. Lei si indignò: in tanti anni di convivenza non mi aveva mai visto ubriaco una volta. In effetti, l'unica sbronza che io ricordavo risaliva a quando ero un liceale diciassettenne. Vomitai anche l'anima e, da allora, stetti bene attento a non esagerare.

Come per reazione, nei giorni successivi alla visita ebbi un netto miglioramento e, pian piano, le forze tornarono. Niente più nausea, né diarrea, né altro. Continuavano però le contrazioni ai piedi. Un neurologo avrebbe potuto aiutarmi.

Fu l'inizio di una lunga caccia. Gli specialisti che mi erano stati raccomandati risultarono oberati dagli impegni, e non in grado di ricevermi prima di cinque o sei mesi. Passai comunque un Natale tranquillo, malgrado i problemi costanti di deambulazione. Ciò che restava della vitamina B1 lo regalai all'infermiere, al corrente di casi di effettiva utilità. Accantonai anche arsenico e drosera, terminata la dose indicata dalla ricetta. Le cure alternative mi avevano stancato.

Trovo paradossale la mia situazione. Ho avuto salva la vita, per ora, ma non la qualità della vita. Perché non sono stato messo in guardia? Il mio medico di base – a parte scambiarmi con Bukowski – è molto lucido in merito. Si va per specializzazioni. Una volta dimessomi dal Day Hospital con successo, gli oncologi-ematologi ritengono esaurito il loro compito. La palla passa ad altri colleghi. Dovranno essere loro a provvedere alle cure per riparare le conseguenze delle cure originarie.

Probabilmente ha ragione, ma io, scettico per indole, ho una visione differente. Della genesi del cancro nessuno ha una teoria precisa (neanche coloro che la ritengono genetica), per cui la ricer-

ca avanza per sperimentazioni, ancora in corso mentre si è in cura. Per esempio, i farmaci che terminano con il suffisso -ab, come il mio rituximab, sono ancora in fase di prova. I primo a dirmelo fu Vittorio Curtoni, e constatai che era vero.

Si è un pochino cavie, le ricadute degli interventi a livello chimico non sono del tutto prevedibili, le conseguenze restano incerte e non programmabili.

Ok, si tira avanti come si può. Gli specialisti fanno del loro meglio, ma nessuno ha una soluzione miracolosa. Né io la pretendo. Sono un po' zoppo eppure vivo. Cos'altro dovrei esigere?

A essere onesti mi manca principalmente la possibilità di viaggiare, se non con la fantasia. Quella, il linfoma non l'ha sfiorata.

1 marzo 2012

Un breve periodo di quiete, prima di un'altra raffica di guai. Uscii dal periodo delle ferie natalizie rilassato e sostanzialmente in forma. Alla fine di gennaio mi sottoposi all'analisi del sangue (valori nella norma), alla PET e alla visita a Ematologia. Tutto per il meglio, la "remissione completa" continuava. In effetti mi sentivo pieno di vigore, stavo riprendendo a camminare a lungo.

Non riuscivo a trovare un neurologo disposto a visitarmi, ma in fondo era un problema minore, visto il benessere complessivo. Non avevo fretta. Cominciai a scrivere un romanzo d'avventure – *Cartagena. Gli ultimi della Tortuga* – ambientato nel mar dei Caraibi. Ciò sopperiva un poco al fatto di non potermi recare, ormai da due anni, nell'amato Messico. La sera, quando i piedi iniziavano a pizzicare, guardavo i telefilm, comperati in cofanetto, della serie *A Nero Wolfe Mystery*, con Maury Chaykin e Timothy Hutton. Serie straordinaria, fedelissima ai romanzi di Rex Stout (per cui ho un debole), tale da fare dimenticare quelle che hanno avuto a protagonisti Tino Buazzelli, William Conrad e, orrore degli orrori, Francesco Pannofino (bravissimo attore, ma in questo caso fuori parte).

A interrompere la mia "primavera invernale" arrivò la neve. Iniziò a Bologna il 31 gennaio, di pomeriggio. Continuò a fasi alterne per una ventina di giorni. Erano proprio i momenti di quiete il mio nemico, perché il clima, rigidissimo, copriva anche col sole le strade di ghiaccio. In particolare la *mia* strada, in cui non si videro né spazzaneve, né spargitori di sale, né i vecchi spalatori a giornata (il Comune doveva risparmiare, e concentrò le sue attenzioni sul centro).

Immaginate la situazione. Avere i piedi insicuri, ritorti da crampi improvvisi. Possedere un senso dell'equilibrio dubbio e vacillante. Mi tenevo persino lontano dalle finestre di casa, nel timore di cadere (sul pavimento ero già precipitato due volte, per fortuna senza farmi male). In quella situazione, come avrei potuto avventurarmi su lastre di ghiaccio?

Finì che rimasi in casa fino al 22 febbraio, il giorno della liberazione, quando la neve si fu sciolta del tutto e il ghiaccio divenne acqua. Mi organizzai facendomi portare quello di cui avevo bisogno. Il 22 fu festa, riuscii a raggiungere il droghiere, la tabaccheria e i bar frequentati più spesso. Non scivolai nemmeno una volta.

Celebro vittorie meschine, solo che per me furono conquiste, a cominciare dall'attraversamento della mia strada. Da quel momento cominciai a tenere nota degli obiettivi dei miei itinerari, e delle mete raggiunte.

Oggi, primo marzo, sono riuscito a farmi visitare da un neurologo, il dottor Fabio Pizza. Opera presso una struttura privata, ma convenzionata. È un tipo simpatico, in cui si ha fiducia.

Mi fa camminare con un piede davanti e l'altro dietro (di norma, la mia è la marcia di un papero). Fa vari esperimenti per saggiare il mio equilibrio. La sua conclusione è che, come già sapevo, soffro di "neuropatia periferica", indotta dalla chemio.

Mi spiega che di casi simili al mio, conseguenti a chemioterapia, ne ha un'infinità. Confessa che i rimedi sono pochi, e la cura lunghissima. Di norma si guarisce, a patto di avere pazienza. Molta pazienza. Mi prescrive un integratore, l'Axin C*. Ci rivedremo tra sei mesi.*

La visita mi riconforta. Quando esco dalla clinica è iniziato lo sciopero degli autobus. Non importa, torno a piedi, anche se sono parecchi chilometri. E non mi stanco neanche troppo.

31 maggio 2012

La tregua primaverile finì malissimo. Per un paio di giorni la vita scorse normale, poi arrivò il 3 aprile. Vomito, vomito, vomito. Diarrea. Nausea perenne. Catarro bianco alla sera, con conseguente difficoltà a respirare. Debolezza estrema. Seguitò per settimane, con cadenza quotidiana.

Cosa mi stava accadendo? Il neurologo aveva alluso a possibili peggioramenti, ma senza entrare nei dettagli. Esclusi un ritorno di fiamma del linfoma. I sintomi non erano quelli, e l'ultima PET *total body* era troppo recente. Nessun linfonodo palpabile pareva gonfio. Inoltre la crisi si accompagnava ai crampi ai piedi, spesso in forma di fitte ai limiti del dolore. Doveva trattarsi di un fenomeno dall'unica radice.

Per l'ennesima volta mi trovavo prigioniero in casa mia. Quando ebbi finalmente un po' di energia andai in taxi dal mio medico. Suggerì che potesse trattarsi di un'affezione del fegato (pur senza dirlo, risultava evidente che continuava a pensare a un caso grave di alcolismo), e mi raccomandò di sottopormi a ecografia. Obbedii, anche se trascurai un nuovo ciclo di iniezioni di vitamina B1 che mi aveva raccomandato. Per non disobbedire del tutto la presi in pillole.

Un'ecografia presso strutture pubbliche costringeva ad aspettare troppo, così scelsi di rivolgermi a un privato. Stava all'altro capo della città, però praticava prezzi onesti e, stando ai pareri di alcuni suoi pazienti che si erano espressi tramite Internet, era di completa affidabilità.

L'impressione che mi diede, visto da vicino, fu quella. Dopo una palpata esteriore, che a dire la verità avrebbe dovuto farmi il mio medico, mi cosparse la pancia e l'inguine di una gelatina collosa e accostò il suo strumento. Guardava i risultati su un monitor. Reni: bene. Fegato: bene. Quando però arrivò al pancreas trasalì, e si mostrò allarmato. Aveva individuato due cisti piccolissime, due macchie di pochi millimetri di natura incerta. Dovevo al più presto fare una TAC per accertarne la natura. Il suo referto comprendeva anche il ricovero, per accelerare i tempi.

«È cancro?» domandai.

«Non posso dirlo. Servono ulteriori esami, in fretta.»

«Quanto in fretta?»

«Prima è meglio è. Se si tratta di cancro al pancreas, va preso alle radici.»

Tornando a casa, in taxi, parlai con l'autista. Gli raccontai il referto. Sua madre aveva sofferto di tumore al pancreas, però cinque anni dopo viveva ancora. Grazie a una dieta rigorosa, accompagnata all'operazione.

A questo punto ero persuaso che il linfoma, represso, fosse diventato tumore pancreatico, con poche possibilità di scamparvi. C'era da fare la TAC. Tornai dal mio medico di base e mi feci fare l'impegnativa. Aveva letto un paio di miei romanzi e si era persuaso che io fossi identico al mio personaggio più noto, Eymerich. Asociale, incline alla solitudine e portato alla crudeltà. Più l'alcolismo per rimediare a queste tare. Non male, per un povero diavolo (io) che aveva, principalmente, il problema di reggersi in piedi, e di riuscire ad arrivare a casa senza cadere.

Come è nato il personaggio dell'inquisitore Nicolas Eymerich l'ho narrato mille volte. Uno psicoterapeuta ravennate dai maestri illustri (Viktor Frankl, Erich Fromm) vuole scrivere un manuale, ma non ha le capacità letterarie per assemblare i materiali e dare loro forma compiuta. Viene a sapere che io svolgo lavoretti del genere, per raggranellare qualche quattrino.

Mi metto al lavoro. Giunto al capitolo intitolato "La sub-personalità schizoide" allibisco. Vi sono descritte molte mie patologie (per dirne una, il terrore di essere toccato senza preavviso).

Creo Eymerich riversando sul personaggio il peggio di me stesso (e un po' del meglio). Ho due finalità: creare una figura credibile e, nel contempo, liberarmi del fardello delle mie turbe comportamentali. In effetti, di romanzo in romanzo, io sono diventato migliore e lui peggiore – con una parziale redenzione dovuta all'amore, dettaglio assolutamente autobiografico.

Il parallelo tra me ed Eymerich, però, inizia e finisce qua. Io non sono affatto un tipo scorbutico e ringhioso. Al contrario: la maggioranza di coloro che frequento mi trova gradevole e, in qualche caso, persino gioviale e affettuoso. Ho tendenza ad appartarmi, ma non esagerata. Più che dal sentirmi aggredito dal prossimo, dipende da forme varie di insicurezza.

È arbitrario giudicare un autore secondo i personaggi che crea. Lo è tanto più se a farlo è un medico, specialista in terapie che ritengono essenziale l'analisi del carattere del paziente (come credo avvenga con l'omeopatia). Ne risulteranno prescrizioni lontane dal cogliere il bersaglio.

Avrei voluto essere Eymerich quando, il 15 maggio, mi presentai all'ospedale Malpighi (che fa parte della stessa unità sanitaria del Sant'Orsola) per eseguire la TAC. L'esperto in ecografia l'aveva ritenuta urgentissima, perché col cancro al pancreas non si scherza. Come ho detto, il suo certificato prevedeva anche il ricovero in ospedale, se il servizio pubblico mi avesse obbligato a lunghe attese.

In realtà, ottenni tempi ragionevolmente brevi, presso il Malpighi (al termine della via in cui abito: l'ospedale in cui sono morti entrambi i miei genitori). All'ora indicata mi trovai sul posto, con l'impegnativa del mio medico e la documentazione avuta dal centro di prenotazione, tutta compilata eccetto un documento.

Si trattava di un questionario relativo alle

malattie pregresse, mancante di firma. Non era mai stato utile mentre ero un paziente del Day Hospital, e venivo spedito alla TAC direttamente. Del resto, alla quasi totalità dei quesiti il medico di base non avrebbe saputo rispondere, se non domandando a me.

L'infermiera che mi accolse mi guardò storto, e mi avvertì che, senza quell'attestato, non avrei potuto essere sottoposto a TAC. Le dissi che ero iscritto al sistema di raccolta dati di Sant'Orsola e Malpighi – la stessa ASL – e che tramite computer si poteva avere accesso al mio curriculum di paziente. Le feci presente che, secondo la certificazione che avevo, si trattava di un caso urgentissimo.

Mi fece entrare, ma fu come passare dalla padella alla brace. Dopo la dovuta attesa, quando venne il mio turno, fui affrontato da una dottoressa dal fare apertamente insultante. Mi condusse in un corridoio dove, per le mie difficoltà di equilibrio, dovetti appoggiarmi col gomito a uno scaffale. Le spiegai i miei problemi, le dissi che la faccenda sembrava urgente. Il mio medico di base non poteva conoscere quei dati. Invece li doveva conoscere il sistema informativo della ASL. Le chiesi se potevo sedermi nel suo ufficio, mentre faceva ricerche. Mi rispose di no e se ne andò.

Trascorsi in quel corridoio, appoggiato a uno scaffale, quasi un'ora. Allo stremo delle forze, tornai in sala d'aspetto e mi lasciai cadere su uno dei divanetti. Passò un'altra ora e mezza. Finalmente la dottoressa riapparve, ed ebbe un sussulto. Doveva essersi scordata di me. Sparì e riapparve di nuovo, con un foglietto in mano. Lei non si sentiva di assumersi responsabilità, in assenza di attestati del mio medico su temi a lui sconosciuti. Il sistema informatico non sembrava funzionare. Nel pezzo di carta era fissato un nuovo appuntamento per la TAC, due settimane dopo.

Non somiglio a Eymerich. Ringraziai e me ne andai via, molto zoppicante. Ero arrivato alle 9 del mattino, erano le 13.

Sono tutt'altro che un paziente esigente. Aspetto quanto c'è da aspettare, non mi lamento mai di possibili disservizi. Sono intimamente molto grato a chi cerca di curarmi.

Un conto è però non pretendere molto, un altro conto è essere svillaneggiato. Non posso rendere pienamente l'idea del malgarbo di quella dotto-

ressa, a fronte di un possibile malato di tumore al pancreas. Avrebbe potuto negare con cortesia, senza trattarmi, come fece, come una specie di imbroglione. Si aggrappò persino a una piccola correzione del medico di base per darmi del falsario. Sono sicuro che il sistema informativo non lo consultò nemmeno.

Capisco le radici di questo modo di fare (in cui mi imbattei una sola volta; non così altri miei amici, e soprattutto mio padre). Chi opera nel servizio pubblico ha una quantità di malati da visitare e un tempo ridottissimo per ciascuno. Si sente frustrato per il modo in cui deve esercitare la sua professione. Nei casi peggiori sfoga sul paziente il suo stato d'animo. Chi ha di fronte è più una perdita di tempo che una persona sofferente.

Temo che, se si insisterà nei tagli alla sanità, reazioni del genere saranno sempre più frequenti.

10 luglio 2012

Dopo la mancata TAC, andai dal mio medico a farmi fare una nuova impegnativa. Dopo gli portai il carteggio da firmare, inclusa la famigerata scheda clinica che mi aveva fatto cacciare dal Malpighi. Fece le crocette sui quadratini e appose la firma senza leggere il contenuto. In effetti, per due terzi, si trattava di quesiti a cui non avrebbe potuto dare risposta.

Il 24 maggio mi ripresentai al Malpighi (l'urgenza estrema segnalata dallo specialista in ecografie era andata a farsi benedire). Fui fortunato, perché la dottoressa non c'era. Chi mi sottopose alla TAC fu invece un medico giovane ed estremamente gentile. Terminato l'esame, mi disse che la TAC non era troppo indicata in casi del genere: risultati più certi li avrei ottenuti con la risonanza magnetica.

Feci anche quella, presso la clinica Villa Erbosa e, strano a dirsi, fu per me qualcosa di divertente. Si veniva immessi nel solito tubo, con una cuffia sulle orecchie. Dopo partiva un caos infernale, con rumori metallici e frastuoni variamente modulati. La raccomandazione era di stare perfettamente immobili, durante il concerto.

Feci un po' esasperare il medico perché la mia pancia sussultava. Il fatto è che mi veniva da ridere. Il fracasso mi ricordava località portuali, e soprattutto il porto messicano di Veracruz. Là mi erano accaduti episodi divertenti e, nel rammentarli, mi veniva da ridere. Soffocavo l'impulso, però non potevo impedire al mio ventre di sobbalzare.

Era il 27 giugno. Il 2 luglio andai a ritirare i referti. Risultarono rassicuranti. Le cisti del pancreas apparivano di contenuto liquido e di lieve entità. Un'affezione comunissima e transitoria. Avrei fatto meglio a tenerle sotto controllo con esami semestrali. Insomma, avevo trascorso la fine della primavera e l'inizio dell'estate in preda a un falso problema. Mi ero anche fatto insultare. Non è che potessi dirmi soddisfatto dell'esito finale. Restavo mediamente forte, ma il logorio cominciava a farsi strada. Per la prima volta nella mia vita attraversai momenti di vera depressione, fin lì sconosciuti.

Pancreas a parte, tutto bene? Non direi. Intanto il dentista aveva individuato una serie di interventi da fare, corrispondenti a un bel po' di sedute. Cosa parzialmente leggera in sé, ma non quando ci si interroga su un possibile cancro pancreatico, capace di condurre rapidamente alla morte. Inoltre i crampi ai piedi si aggravavano, tanto che tragitti lunghi li potevo percorrere solo in taxi. Mi mancava la forza per salire su un autobus. Di viaggiare all'estero, neanche parlarne. Era già un'impresa arrivare al centro di Bologna.

Camminavo rasente ai cancelli, per potermi aggrappare se fossi caduto in terra. Nei tratti di cammino canticchiavo tra me l'inno della Legione straniera francese: *Tiens, voilà du boudin, pour les Alsaciens, les Suisses et les Lorrains*. Un canto lentissimo, adatto a chi deve marciare sulla sabbia. Molto idoneo al mio caso, in cui un qualsiasi marciapiede era una duna.

Col passo del legionario ampliavo le mie incursioni nel piccolo universo circostante. Fu una vittoria raggiungere i negozi più lontani. Poi arrivò l'estate, e la crisi definitiva.

Ma non voglio anticipare.

Lo stato depressivo, contrarissimo alla mia indole (che, come avevo imparato tanti anni prima, è piuttosto di tipo schizoide), discende non dalle singole, piccole calamità, ma dal loro accumularsi. In fondo è dalla fine del 2009 che non sto in pace un solo mese. Combatto vittoriosamente un malanno ed ecco che se ne presenta subito un altro, reale o sospetto. Un pensiero poco scientifico mi frulla per la testa. Per decenni sono stato lontano dai medici, ho quasi ignorato la loro esistenza. È come se adesso avessi rivelato la mia presenza, consentendo loro di "scoprirmi". Addio tranquillità.

Sono evidentemente pensieri stupidissimi, che respingo con sdegno. Ma c'è poco da fare, la sensazione è quella. La scoperta di un gonfiore alla gengiva mi ha introdotto in un tunnel senza fine, tra due ali di camici bianchi. Sarebbe stato meglio non sapere? Non dico questo. Certo che sapendo si rinuncia a una quota importante della propria autonomia. I malanni emergono e si dispongono in una collana lunghissima.

Eccomi in vita, ma con una mobilità limitata, incerto su cosa possa ancora accadermi. È logico che io mi deprima.

*Imparo che l'*aloe arborescens *preso durante la chemio non è la stupidaggine che mi induceva a tacerne l'uso, davanti a interlocutori smaliziati. L'Università di Padova, riconoscendo la sua capacità di bloccare lo sviluppo delle cellule cancerogene, ne ha brevettato un estratto. Benissimo. O forse malissimo. Le proprietà della pianta furono scoperte da un prete brasiliano, padre Romano Zago. Questi aveva notato che i suoi concittadini più poveri, esclusi da cure mediche complicate, ricorrevano all'aloe della varietà* arborescens *per combattere il cancro. Scrisse un libretto sul tema, a puri fini umanitari.*

Una volta brevettato il prodotto – non la pianta (non si può) ma l'estratto – quei fini spariranno e subentrerà il mercato. Il rimedio per tutti diventerà il rimedio per pochi.

In ogni caso non intendo ricominciare con l'aloe. Oltre a essere difficoltoso da maneggiare (se prende luce ha effetti totalmente opposti), è un potentissimo lassativo. Su quel piano ho già dato. Tornerò a padre Zago solo in caso di effettiva necessità.

Il 9 luglio mi recai a Ematologia, dopo avere fatto, nei giorni precedenti, l'esame del sangue (valori regolari, molta debolezza per carenza di globuli rossi) e la PET. Ritrovai l'ambiente di sempre. Gente in prevalenza anziana sulle seggioline, la bella visione estiva di un giardino oltre i vetri. Qualche immagine penosa di ragazze che, con cuffie o berretti, tentavano di nascondere l'assenza di capelli. Tutti comunque attenti alle voci dell'altoparlante, come in 1984 di Orwell. «Il signor x in ambulatorio 6.» Seguiva un piccolo, inevitabile trambusto.

Fu il mio turno. «Tutto per il meglio» mi annunciò una dottoressa. «D'ora in avanti le visite di controllo diventano annuali. Ci rivediamo l'anno prossimo.»

Fui evidentemente felicissimo di quelle parole. Chiesi però ragguagli sugli altri disturbi, di cui avevo portato la documentazione. La risposta fu la solita: «È la vincristina, passerà». Con l'occasione, notai che la mia cartella clinica era in effetti presente nel sistema informativo del Sant'Orsola-Malpighi.

Trascorsi, dopo la visita, alcuni giorni tranquilli.

29 ottobre 2012

La tranquillità durò fino alla seconda metà di luglio, quando la temperatura iniziò a salire e il caldo si fece eccessivo, rispetto alle medie stagionali.

Non avevo mai temuto il calore; al contrario, per me "vacanza" significava andare in un luogo con un clima persino torrido, in cui ero in grado di muovermi con una disinvoltura di cui altri erano incapaci. Sudavo pochissimo. Mi sentivo, al sole, carico di energia.

Questa volta non fu così. L'estate fu per me una continua sofferenza. Quando uscivo di casa, cercavo vie alberate, e sceglievo orari in cui fossi certo di trovare l'ombra.

Ma era in casa il vero tormento, che iniziò fra il 13 e il 14 luglio. Mi svegliavo al mattino già con la nausea, che calava gradualmente solo al pomeriggio. La sera era il solito, piccolo dramma. Vomito, dissenteria, problemi intestinali e digestivi vari, catarro bianco, tachicardia. Oltre alle consuete fitte ai piedi. Una notte si estesero alle mani, ma per fortuna si trattò di un caso isolato.

In agosto vi fu un peggioramento. Venivano annunciate di continuo ondate straordinarie di calore dai nomi fantasiosi. Si susseguivano senza che il consueto anticiclone delle Azzorre riuscisse a temperarle. Colpa di una tempesta solare in corso, del surriscaldamento, di uno spostamento dell'asse terrestre? Ne leggevo di tutte.

Il mio problema era però diverso. Perché *io* pativo, quando in passato avevo affrontato senza risentirne troppo temperature altissime? Era chiaro che, o quel calore era anomalo e malato (lo era, effettivamente), oppure l'anomalia risiedeva nel mio stesso corpo troppo maltrattato.

Combattevo i sintomi uno per uno, con medicinali atti a fronteggiare diarrea, nausea, vomito, catarro. Accumulai una piccola farmacia. Però doveva esistere una ragione unificante, dietro una fenomenologia tanto variegata.

Alla fine scoprii – forse – l'origine dei miei mali.

Il nome è "neuropatia autonomica", parte della famiglia delle neuropatie periferiche. Un sito Internet la descrive:

«La neuropatia autonomica è un gruppo di sintomi che si verificano quando vi è un danno ai nervi che regolano la pressione arteriosa, frequenza cardiaca, intestinale, lo svuotamento della vescica, la digestione, e altre funzioni del corpo.

CAUSE: *La neuropatia autonomica è una forma di neuropatia periferica. Si tratta di un gruppo di sintomi, non di una malattia specifica. Ci sono molte cause. Danni al sistema nervoso autonomo influiscono sulla funzione delle aree collegate al nervo che dà problemi. Ad esempio, i danni ai nervi del tratto gastrointestinale rendono più difficile spostare gli alimenti durante la digestione (diminuita motilità gastrica). La neuropatia autonomica colpisce i nervi che regolano le funzioni vitali, tra cui il muscolo del cuore e la muscolatura liscia. I danni ai vasi sanguigni o ai nervi causano problemi con la pressione sanguigna e la temperatura corporea.»*

Segue una descrizione puntuale di quasi tutto ciò che sto patendo io. Una buona notizia: non è una patologia che conduca alla morte. Una cattiva notizia: può durare per moltissimo tempo.

Non esistono cure uniche e risolutive. Si possono affrontare i sintomi via via che si presentano, con rimedi specifici. È ciò che sto facendo.

Secondo l'autore del brano, le varie forme di malessere sono aggravate dal caldo. Mi consola scoprire che un ignoto è al corrente della natura dei miei problemi. Se avessi letto prima il suo scritto, sarei stato più preparato e, quanto meno, avrei in parte evitato i momenti di sconforto. Conoscere e dominare sono sinonimi.

Qui finisce la mia storia. Tra pochi giorni saranno trascorsi tre anni dalla scoperta del linfoma. La "remissione completa" prosegue, la neuropatia anche, con alti e bassi. La maggior parte del tempo sto bene, a patto di condurre una vita quieta e di non azzardare imprudenze. Ho elaborato tutta una serie di espedienti per adattarmi a questi nuovi ritmi di vita: camminare piano, non caricarmi di pesi eccessivi, privilegiare strade con muretti o panchine di cui servirmi in caso di stanchezza, portare scarpe comode, evitare i terreni scivolosi, ecc. Ho dotato il bagno di maniglie per potere uscire dalla vasca.

Mentalmente resto attivo, e preservo quella vitalità che le membra hanno perso. Ho terminato ai primi di settembre il romanzo *Cartagena. Gli ultimi della Tortuga*. Credo che chi lo leggerà non avvertirà le condizioni in cui scrivevo. D'altra parte, nello scrivere, non le avvertivo nemmeno io. Se ripenso all'estate, la prima cosa che mi viene in mente sono gli scenari caraibici della mia storia, non le miserie quotidiane.

Poi ci sono tutte le persone che mi sono rimaste amiche e vicine anche nei momenti peggiori. Non le ho citate una per una perché questo voleva essere il resoconto di una piccola battaglia individuale. E ci sono i molti professionisti della medicina che, per assistermi, hanno oltrepassato di gran lunga i loro doveri, primo il mio dentista. Ma qui mi fermo, perché queste righe non somiglino ai "ringraziamenti finali" di molti libri. Per fortuna non c'è, per il momento, nessun finale.

Durerà la remissione? Dureranno i "danni collaterali" della vincristina? Non lo so, l'importante è prendere atto di una situazione cambiata e adattarvisi. Salvo fare ricorso all'arma estrema. Pensare ad altro. La possibilità di accedere mentalmente a realtà diverse, o addirittura di crearne, è la facoltà più grande che possegga l'essere umano.

FSC
www.fsc.org
MISTO
Carta
da fonti gestite in
maniera responsabile
FSC® C023532

Stampato presso Giunti Industrie Grafiche S.p.A.
Stabilimento di Prato